ARTE DE VIVER

Reflexões sobre o Distúrbio Bipolar e a importância da Fé

Escritor: Emerson Caleion

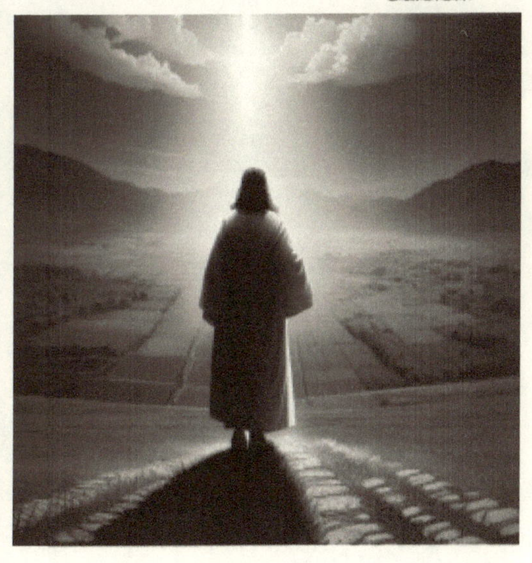

Arte de Viver

Emerson Calejon

Published by Emerson Calejon, Sr, 2024.

While every precaution has been taken in the preparation of this book, the publisher assumes no responsibility for errors or omissions, or for damages resulting from the use of the information contained herein.

ARTE DE VIVER

First edition. May 22, 2024.

ISBN: 979-8224528325

Written by Emerson Calejon.

Also by Emerson Calejon

A jornada de Allan Karras
A Serenidade Interior
Do outro lado das Estrelas
John River: O último desafio
Luzes e Ensinos do Plano Astral
Mensagens que Auxiliam
O Caminho
Paixões na Madrugada
Palavras que Confortam
Palavras que Libertam
Reflexões de uma Jornada
Além das Estrelas
O Declínio da Coragem
Uma História de Vida
A Gota de Chuva
O Homem frente ao Ego
O Menino e o Maestro
Perguntas e Respostas sobre a vida Espiritual
Aprendendo com a Vida
50 Tons de Pensamentos
Gume de dois Lados
John River: o início da missão
Arte de Viver

Resumo

A obra intitulada "Arte de Viver: Reflexões sobre o Distúrbio Bipolar e a importância da Fé" foca em oferecer informações sobre esse problema que afeta a vida de muitas pessoas. Além disso, traz a oportunidade de compreender melhor a personalidade daqueles que convivem com o transtorno bipolar, destacando características como inteligência, disciplina, proatividade e talento. O livro também aborda a fé como elemento capaz de promover grandes mudanças, ressaltando a importância de acreditar em algo superior para alcançar a felicidade. Que a misericórdia de Deus, o Pai, o Filho e o Espírito Santo estejam conosco, guiando e protegendo em todos os momentos. Amém.

Agradeço.

CAPÍTULO 1

Introdução: Em Busca da Paz Interior

Definição de Paz Interior

A paz interior é um estado de tranquilidade e harmonia que reside dentro de cada indivíduo, independentemente das circunstâncias externas. Entender o conceito de paz interior envolve explorar a origem e o significado desse estado, bem como compreender sua importância para o bem-estar emocional e mental.

Entendendo o Conceito de Paz Interior

A origem da paz interior está enraizada na capacidade humana de encontrar equilíbrio emocional e mental, mesmo diante de desafios e adversidades. O significado da paz interior varia de acordo com as experiências e crenças individuais, mas em sua essência, representa a serenidade e a estabilidade emocional que permitem lidar com as vicissitudes da vida.

Origem e Significado da Paz Interior

A origem da paz interior remonta à busca humana por um estado de serenidade e equilíbrio emocional. Muitas tradições espirituais e filosóficas abordam a importância da paz interior como um caminho para a realização pessoal e a felicidade duradoura. A paz interior é frequentemente associada à capacidade de aceitar a realidade, cultivar a compaixão e encontrar significado nas experiências da vida.

Importância da Paz Interior para o Bem-Estar

A paz interior desempenha um papel fundamental no bem-estar emocional e mental. Quando uma pessoa experimenta paz interior, ela está mais apta a lidar com o estresse, a ansiedade e os desafios do cotidiano. Além disso, a paz interior contribui para a melhoria da qualidade de vida, promovendo relacionamentos saudáveis, tomada de decisões consciente e uma visão mais positiva da existência.

Benefícios da Paz Interior

Os benefícios da paz interior se estendem além do aspecto emocional, influenciando positivamente a saúde mental e a qualidade de vida de forma abrangente.

Impacto Positivo na Saúde Mental

A paz interior está associada a uma redução significativa do estresse, da ansiedade e da depressão. Indivíduos que cultivam a paz interior tendem a desenvolver maior resiliência emocional e a lidar de forma mais eficaz com os desafios emocionais da vida.

Relação entre Paz Interior e Qualidade de Vida

Aqueles que vivenciam a paz interior frequentemente desfrutam de uma melhor qualidade de vida. A capacidade de manter a serenidade diante das adversidades contribui para relacionamentos mais saudáveis, maior satisfação pessoal e uma visão mais otimista do futuro.

Desafios na Busca da Paz Interior

Embora a paz interior seja altamente valorizada, sua busca pode ser permeada por desafios que dificultam o alcance desse estado de equilíbrio emocional e mental. Identificar e superar esses obstáculos é essencial para a jornada em direção à paz interior.

Fatores que Dificultam o Alcance da Paz Interior

Os desafios na busca da paz interior podem ser categorizados em influências externas e barreiras internas que impactam o equilíbrio emocional e mental de um indivíduo.

Influências Externas

Pressões sociais, expectativas culturais e eventos traumáticos são exemplos de influências externas que podem interferir na busca pela paz interior. O ambiente em que uma pessoa está inserida desempenha um papel significativo na sua capacidade de cultivar a serenidade interior.

Barreiras Internas

Padrões de pensamento negativo, autocrítica excessiva e experiências passadas dolorosas são exemplos de barreiras internas que podem dificultar a conquista da paz interior. A superação dessas barreiras é essencial para o desenvolvimento de um estado emocional mais equilibrado.

Superando Obstáculos

Superar os obstáculos na busca da paz interior requer a adoção de estratégias eficazes e a valorização da resiliência como um recurso fundamental.

Estratégias para Lidar com Desafios

O desenvolvimento de habilidades de enfrentamento, a prática da gratidão e a busca por apoio social são estratégias que podem auxiliar na superação dos desafios em direção à paz interior.

Importância da Resiliência

A resiliência emocional desempenha um papel crucial na superação de obstáculos e na construção de paz interior. A capacidade de se adaptar às adversidades e aprender com as experiências desafiadoras é essencial para o desenvolvimento de um estado emocional mais equilibrado.

Teste Seu Conhecimento

Responda as perguntas a seguir para testar seu conhecimento sobre a busca da paz interior:

1. Por que a resiliência emocional é importante na busca da paz interior?
2. Como a resiliência ajuda a superar obstáculos?
3. Qual é o papel da resiliência no desenvolvimento de um estado emocional equilibrado?

Importância da Autorreflexão

A autorreflexão é uma ferramenta poderosa na busca da paz interior, permitindo que os indivíduos explorem seu mundo interior, compreendam suas necessidades emocionais e desenvolvam autoconhecimento e autoaceitação.

Explorando a Autorreflexão

A prática da autorreflexão envolve a exploração de pensamentos, emoções e experiências pessoais, visando o desenvolvimento de uma compreensão mais profunda de si mesmo.

Autoconhecimento e Autoaceitação

O autoconhecimento é o processo de compreender as próprias características, valores e crenças, enquanto a autoaceitação envolve a aceitação incondicional de si mesmo, com todas as virtudes e imperfeições.

Identificação de Necessidades Emocionais

A autorreflexão permite que os indivíduos identifiquem suas necessidades emocionais, compreendam suas motivações e reconheçam padrões de comportamento que impactam seu bem-estar emocional.

Práticas de Autorreflexão

Diversas práticas, como a meditação e o mindfulness, assim como a manutenção de um diário de gratidão e reflexão, podem ser adotadas para promover a autorreflexão e o desenvolvimento do autoconhecimento.

Meditação e Mindfulness

A meditação e o mindfulness são técnicas que permitem que os indivíduos se conectem consigo mesmos, cultivem a atenção plena e promovam a autorreflexão de forma consciente.

Diário de Gratidão e Reflexão

O hábito de manter um diário de gratidão e reflexão possibilita a expressão de emoções, a identificação de padrões de pensamento e a prática da autorreflexão de forma regular.

Conexão com a Espiritualidade

A espiritualidade desempenha um papel significativo na busca da paz interior, oferecendo conforto, esperança e um senso de propósito que contribuem para o equilíbrio emocional e mental.

Relação entre Espiritualidade e Paz Interior

A conexão com a espiritualidade está associada à busca por significado e propósito, bem como ao encontro de conforto e esperança em momentos de dificuldade.

Busca por Significado e Propósito

A espiritualidade oferece um contexto para a busca de significado e propósito na vida, permitindo que os indivíduos encontrem respostas para questões existenciais e desenvolvam uma visão mais ampla de sua jornada pessoal.

Conforto e Esperança na Espiritualidade

A espiritualidade proporciona um senso de conforto e esperança, oferecendo suporte emocional e uma fonte de força interior diante dos desafios da vida.

Práticas Espirituais

A adoção de práticas espirituais, como a meditação, a oração e a participação em rituais e práticas religiosas, oferece oportunidades para a conexão com a espiritualidade e o cultivo da paz interior.

Meditação e Oração

A meditação e a oração são práticas que permitem que os indivíduos se conectem com sua espiritualidade, encontrem momentos de tranquilidade e fortaleçam sua relação consigo mesmos e com o divino.

Rituais e Práticas Religiosas

A participação em rituais e práticas religiosas oferece um espaço para a expressão da espiritualidade, a conexão com a comunidade e a vivência de valores e crenças que promovem a paz interior.

CAPÍTULO 2

Entendendo o Transtorno do Humor

Definição e Características

O transtorno do humor é uma condição psiquiátrica que afeta a maneira como uma pessoa sente, pensa e se comporta, influenciando diretamente suas emoções. Existem diferentes tipos de transtornos do humor, sendo os mais comuns a depressão e o transtorno bipolar.

O que é o Transtorno do Humor

O transtorno do humor, também conhecido como transtorno afetivo, é uma condição mental que causa alterações significativas no humor e no funcionamento diário de uma pessoa. Os principais tipos de transtorno do humor incluem a depressão, caracterizada por episódios de tristeza profunda e perda de interesse, e o transtorno bipolar, que envolve oscilações entre episódios de mania e depressão.

Ciclos de Humor

Os ciclos de humor referem-se às flutuações de humor experimentadas por indivíduos com transtorno do humor. Nas fases de mania, a pessoa pode apresentar um estado de euforia, aumento da energia e comportamentos impulsivos. Já nas fases depressivas, ocorre uma profunda tristeza, falta de energia e perda de interesse nas atividades cotidianas.

Causas e Fatores de Risco

Fatores Genéticos e Biológicos

O transtorno do humor tem uma forte ligação com fatores genéticos e biológicos. Estudos indicam que a hereditariedade desempenha um papel significativo na predisposição ao transtorno do humor, com uma maior probabilidade de desenvolvimento em indivíduos com histórico familiar da condição. Além disso, desequilíbrios neuroquímicos, como alterações nos níveis de neurotransmissores, também estão associados ao transtorno do humor.

Fatores Ambientais

Além dos fatores genéticos e biológicos, o ambiente em que uma pessoa vive e as experiências que ela enfrenta também podem influenciar o desenvolvimento do transtorno do humor. O estresse crônico, eventos traumáticos e o abuso de substâncias, como álcool e drogas, são fatores ambientais que podem desencadear ou agravar o transtorno do humor.

Impacto do Transtorno do Humor

Consequências na Vida Diária

O transtorno do humor pode ter um impacto significativo na vida diária de uma pessoa. Os relacionamentos interpessoais podem ser afetados, pois a oscilação de humor e os desafios emocionais podem dificultar a interação social. Além disso, o desempenho profissional e acadêmico pode ser prejudicado, resultando em dificuldades no cumprimento de responsabilidades e metas.

Desafios Emocionais

Os desafios emocionais associados ao transtorno do humor incluem questões relacionadas à autoestima e autoimagem, bem como o isolamento social. A pessoa pode enfrentar sentimentos de desvalorização, culpa e solidão, o que pode agravar os sintomas do transtorno do humor e impactar negativamente sua qualidade de vida.

Leitura Adicional
Entendendo o Transtorno do Humor
Impacto do Transtorno do Humor
Desafios Emocionais

Os desafios emocionais associados ao transtorno do humor incluem questões relacionadas à autoestima e autoimagem, bem como o isolamento social. A pessoa pode enfrentar sentimentos de desvalorização, culpa e solidão, o que pode agravar os sintomas do transtorno do humor e impactar negativamente sua qualidade de vida.

Diagnóstico e Avaliação
Critérios Diagnósticos

O diagnóstico do transtorno do humor envolve a avaliação dos sintomas apresentados pela pessoa, incluindo a presença de episódios de mania e depressão, bem como a duração e a severidade desses episódios. Os critérios diagnósticos estabelecidos no Manual Diagnóstico e Estatístico de Transtornos Mentais (DSM-5) são frequentemente utilizados por profissionais de saúde mental para diagnosticar o transtorno do humor.

Avaliação Multidisciplinar

A avaliação do transtorno do humor geralmente requer uma abordagem multidisciplinar, envolvendo profissionais de saúde mental, como psiquiatras, psicólogos e assistentes sociais. Além disso, exames e avaliações clínicas podem ser realizados para descartar outras condições médicas e avaliar a gravidade do transtorno do humor.

CAPÍTULO 3
Causas do Transtorno Bipolar
Fatores Genéticos e Biológicos

O transtorno bipolar tem sido associado a fatores genéticos e biológicos, que desempenham um papel significativo na predisposição e desenvolvimento da condição. A hereditariedade desempenha um papel importante, com estudos indicando que a predisposição genética pode aumentar a probabilidade de desenvolver o transtorno bipolar.

Além da hereditariedade, alterações neuroquímicas e cerebrais também estão relacionadas ao transtorno bipolar. Desequilíbrios nos neurotransmissores, como a serotonina, dopamina e noradrenalina, têm sido observados em pacientes com a condição, sugerindo uma base biológica para o transtorno.

Influência do Ambiente e Estresse

O ambiente e o estresse desempenham um papel significativo no desenvolvimento do transtorno bipolar. Eventos traumáticos, como abuso, perda de entes queridos ou outros eventos estressantes, podem desencadear episódios de mania ou depressão em pessoas predispostas ao transtorno bipolar.

Além disso, o estresse crônico tem sido associado ao transtorno bipolar. Pessoas expostas a altos níveis de estresse ao longo do tempo podem estar em maior risco de desenvolver a condição, devido aos efeitos cumulativos do estresse no cérebro e no sistema nervoso.

Abuso de Substâncias e Transtorno Bipolar

O abuso de substâncias, incluindo drogas ilícitas e álcool, tem uma relação complexa com o transtorno bipolar. O uso de substâncias pode desencadear episódios de mania ou depressão em pessoas com a condição, e também pode complicar o tratamento e a gestão do transtorno bipolar.

Além disso, os efeitos das substâncias no cérebro e no humor podem contribuir para o desenvolvimento do transtorno bipolar em algumas pessoas. O uso crônico de substâncias pode alterar a química cerebral e aumentar a vulnerabilidade ao transtorno bipolar.

Comorbidades e Transtorno Bipolar

O transtorno bipolar frequentemente coexiste com outras condições de saúde mental, como transtornos de ansiedade e depressão. Essas comorbidades podem complicar o diagnóstico e o tratamento do transtorno bipolar, e também podem impactar a gravidade e o curso da condição.

A relação entre o transtorno bipolar e outras condições de saúde mental é complexa e multifacetada, e a compreensão dessas interações é crucial para o manejo eficaz do transtorno bipolar em um contexto clínico.

CAPÍTULO 4

Sintomas e Diagnóstico do Transtorno do Humor

Sintomas de Mania

A mania é caracterizada por um estado de humor anormalmente elevado, expansivo ou irritável. Os sintomas de mania podem incluir:

- Euforia intensa, sensação de felicidade extrema e otimismo irrealista.
- Excitação excessiva, hiperatividade e aumento da energia.
- Irritabilidade acentuada, impaciência e agitação psicomotora.
- Pensamentos acelerados, fala rápida e dificuldade em manter o foco.
- Comportamentos impulsivos, como gastos excessivos, comportamento sexual de risco ou decisões precipitadas.

Sintomas de Depressão

A depressão é um estado de humor persistente de tristeza profunda, desesperança e desinteresse pelas atividades habituais. Os sintomas de depressão podem incluir:

- Tristeza intensa, sensação de vazio e desesperança em relação ao futuro.
- Fadiga constante, falta de energia e diminuição da atividade física.
- Perda de interesse ou prazer em atividades anteriormente apreciadas.
- Dificuldade de concentração, tomada de decisões e problemas de memória.
- Alterações no apetite, com perda ou ganho significativo de peso sem estar em dieta.

Sintomas Psicóticos

Alguns indivíduos com transtorno do humor podem experimentar sintomas psicóticos durante episódios de mania ou depressão grave. Os sintomas psicóticos podem incluir:

- Alucinações, que são percepções sensoriais sem um estímulo externo, como ouvir vozes ou ver coisas que não estão presentes.
- Delírios, que são crenças falsas e irracionais, como a convicção de ter poderes especiais ou ser perseguido por forças malignas.
- Pensamentos desorganizados, que se manifestam como dificuldade em manter um discurso coerente e lógico.

Critérios Diagnósticos do DSM-5

O Manual Diagnóstico e Estatístico de Transtornos Mentais (DSM-5) estabelece critérios para o diagnóstico de transtornos do humor, incluindo:

- Episódios Maníacos: caracterizados por um período distinto de humor anormal e persistentemente elevado, expansivo ou irritável, juntamente com outros sintomas específicos, como aumento da energia e diminuição da necessidade de sono.
- Episódios Hipomaníacos: semelhantes aos episódios maníacos, mas de menor gravidade e duração, e geralmente não resultam em prejuízo significativo no funcionamento social ou ocupacional.
- Episódios Depressivos: caracterizados por um humor deprimido, perda de interesse ou prazer, e outros sintomas como alterações no apetite, sono e pensamentos de morte ou suicídio.

CAPÍTULO 5
Tratamentos para o Transtorno do Humor
Abordagens Terapêuticas

O tratamento do transtorno do humor envolve uma variedade de abordagens terapêuticas, cada uma com o objetivo de ajudar os pacientes a lidar com os sintomas e viver uma vida mais equilibrada. Duas abordagens terapêuticas amplamente utilizadas são a Terapia Cognitivo-Comportamental (TCC) e a Terapia Interpessoal.

Terapia Cognitivo-Comportamental

A Terapia Cognitivo-Comportamental (TCC) é uma abordagem estruturada que se concentra na identificação e modificação de padrões de pensamento e comportamento disfuncionais. Para pacientes com transtorno do humor, a TCC pode ajudar a reconhecer e alterar pensamentos negativos, desenvolver estratégias para lidar com emoções intensas e promover a mudança de comportamentos prejudiciais.

Terapia Interpessoal

A Terapia Interpessoal é uma abordagem que se concentra nas relações interpessoais e eventos de vida que podem contribuir para os sintomas do transtorno do humor. Ao explorar questões de comunicação, papel social e apoio social, a Terapia Interpessoal visa melhorar o funcionamento social e emocional do paciente, proporcionando alívio dos sintomas.

Medicamentos Psicotrópicos

Além das abordagens terapêuticas, os medicamentos psicotrópicos desempenham um papel significativo no tratamento do transtorno do humor. Estabilizadores de humor, antidepressivos e antipsicóticos são frequentemente prescritos para ajudar a estabilizar o humor, reduzir a gravidade dos sintomas e prevenir recaídas.

Estabilizadores de Humor

Os estabilizadores de humor, como o lítio e o ácido valproico, são frequentemente utilizados no tratamento do transtorno bipolar. Eles ajudam a controlar episódios de mania e depressão, estabilizando o humor e reduzindo a oscilação entre os extremos emocionais.

Antidepressivos e Antipsicóticos

Os antidepressivos são prescritos para tratar os sintomas depressivos do transtorno do humor, enquanto os antipsicóticos podem ser utilizados para controlar sintomas psicóticos, como alucinações ou delírios, que podem ocorrer em alguns casos de transtorno do humor.

Teste Seu Conhecimento

Qual é a função dos antidepressivos no tratamento do transtorno do humor?

1. Reduzir a ansiedade
2. Controlar sintomas psicóticos
3. Tratar os sintomas depressivos

Os antipsicóticos são prescritos para controlar quais sintomas do transtorno do humor?

- Alucinações e delírios
- Insônia e irritabilidade
- Tristeza e desânimo

Intervenções Complementares

Além das abordagens terapêuticas e medicamentos, intervenções complementares podem desempenhar um papel importante no tratamento do transtorno do humor. Exercício físico, dieta equilibrada, meditação e mindfulness são práticas que podem contribuir para o bem-estar emocional e mental dos pacientes.

Exercício Físico e Dieta Equilibrada

A prática regular de exercícios físicos e a adoção de uma dieta equilibrada podem ter impactos positivos na saúde mental. O exercício físico promove a liberação de endorfinas, substâncias químicas que atuam como analgésicos naturais e melhoram o humor. Da mesma forma, uma dieta equilibrada fornece os nutrientes necessários para o funcionamento adequado do cérebro e do corpo, contribuindo para a estabilidade emocional.

Meditação e Mindfulness

A meditação e o mindfulness são práticas que visam aumentar a consciência do momento presente, reduzir o estresse e promover a tranquilidade mental. Essas intervenções complementares podem ajudar os pacientes a lidar com a ansiedade, a regular as emoções e a cultivar uma maior sensação de calma e equilíbrio.

Suporte Familiar e Rede de Apoio

O suporte familiar e a participação em grupos de apoio e comunidades também desempenham um papel crucial no tratamento do transtorno do humor. O apoio dos familiares e a conexão com outras pessoas que enfrentam desafios semelhantes podem oferecer conforto, compreensão e encorajamento durante a jornada de recuperação.

Educação e Orientação para Familiares

A educação e a orientação para familiares são essenciais para que compreendam o transtorno do humor, saibam como oferecer suporte de maneira eficaz e possam contribuir positivamente para o processo de tratamento e recuperação do paciente.

Grupos de Apoio e Comunidades

Participar de grupos de apoio e comunidades proporciona um espaço seguro para compartilhar experiências, obter suporte mútuo e aprender estratégias de enfrentamento. Esses ambientes podem promover a sensação de pertencimento, reduzir o isolamento social e fortalecer a rede de apoio do paciente.

CAPÍTULO 6
Equilibrando as Emoções: Estratégias para Lidar com Extremos de Paixão

Autoconhecimento e Autorregulação

O autoconhecimento é fundamental para identificar os gatilhos emocionais que desencadeiam extremos de paixão. Ao compreender nossas próprias reações e padrões de comportamento, podemos desenvolver técnicas de autorregulação para lidar de forma mais equilibrada com as emoções intensas.

Identificar os gatilhos emocionais envolve uma profunda análise de nossas experiências passadas, crenças arraigadas e situações que desencadeiam respostas emocionais intensas. Ao reconhecer esses gatilhos, podemos adotar estratégias para minimizar seu impacto e promover uma resposta mais equilibrada.

Identificação de Gatilhos Emocionais

A identificação de gatilhos emocionais requer auto-observação e reflexão. Pode ser útil manter um diário emocional para registrar as situações, pensamentos e sentimentos que desencadeiam extremos de paixão. Ao analisar esses registros, é possível identificar padrões recorrentes e compreender melhor as origens das reações emocionais intensas.

Técnicas de Autorregulação

Uma vez identificados os gatilhos emocionais, é importante desenvolver técnicas de autorregulação para lidar com essas situações de forma mais equilibrada. Isso pode envolver práticas de mindfulness, respiração consciente, e a busca por atividades que promovam o relaxamento e a estabilidade emocional.

Gestão de Estresse e Ansiedade

A gestão eficaz do estresse e da ansiedade é essencial para lidar com extremos de paixão. Através de técnicas de relaxamento e práticas de mindfulness, podemos cultivar uma maior capacidade de lidar com as pressões do dia a dia e reduzir a intensidade das emoções.

Técnicas de Relaxamento e Respiração

O relaxamento progressivo, a respiração profunda e a prática de yoga são exemplos de técnicas eficazes para reduzir o estresse e a ansiedade. Ao incorporar essas práticas na rotina diária, é possível promover um estado de calma e tranquilidade que ajuda a equilibrar as emoções intensas.

Meditação e Mindfulness

A meditação e o mindfulness são ferramentas poderosas para aumentar a consciência emocional e promover a estabilidade mental. Ao cultivar a atenção plena no momento presente, podemos reduzir a ruminação mental e a reatividade emocional, favorecendo um estado de equilíbrio e serenidade.

Estabelecimento de Rotinas e Equilíbrio

O estabelecimento de rotinas saudáveis e o equilíbrio entre trabalho e lazer são fundamentais para promover uma vida emocionalmente equilibrada. A gestão eficaz do tempo e a organização das atividades diárias contribuem para reduzir o estresse e promover um maior equilíbrio emocional.

Gestão do Tempo e Organização

O planejamento das atividades diárias, a definição de prioridades e a organização do tempo são estratégias essenciais para reduzir a sobrecarga emocional e promover um maior equilíbrio na vida cotidiana. Ao estabelecer rotinas consistentes, é possível minimizar a sensação de caos e promover um maior bem-estar emocional.

Equilíbrio entre Trabalho e Lazer

O equilíbrio entre as demandas profissionais e as atividades de lazer é crucial para promover uma vida emocionalmente equilibrada. A busca por hobbies, momentos de descontração e atividades prazerosas contribui para reduzir o estresse e promover um maior equilíbrio emocional.

Equilibrando as Emoções: Estratégias para Lidar com Extremos de Paixão

Estabelecimento de Rotinas e Equilíbrio

Equilíbrio entre Trabalho e Lazer

O equilíbrio entre as demandas profissionais e as atividades de lazer é crucial para promover uma vida emocionalmente equilibrada. A busca por hobbies, momentos de descontração e atividades prazerosas contribui para reduzir o estresse e promover um maior equilíbrio emocional.

Fatos e Estatísticas Rápidos

• Encontrar um equilíbrio entre trabalho e lazer pode reduzir o estresse e promover equilíbrio emocional.

Comunicação e Relacionamentos

A habilidade de se comunicar de forma assertiva e a construção de relacionamentos saudáveis são fundamentais para lidar com extremos de paixão. Uma comunicação eficaz e relacionamentos positivos promovem um ambiente emocionalmente equilibrado e favorecem a expressão saudável das emoções.

Habilidades de Comunicação Assertiva

A comunicação assertiva envolve a capacidade de expressar pensamentos, sentimentos e necessidades de forma clara e respeitosa. Ao desenvolver habilidades de comunicação assertiva, podemos reduzir conflitos interpessoais e promover relacionamentos mais harmoniosos e equilibrados.

Construção de Relacionamentos Saudáveis

A construção de relacionamentos saudáveis baseia-se na empatia, na compreensão mútua e no apoio emocional. Relacionamentos positivos promovem um ambiente de segurança e confiança, contribuindo para lidar de forma mais equilibrada com as emoções intensas e os extremos de paixão.

CAPÍTULO 7

A Importância da Inteligência Emocional

Compreensão das Emoções

A compreensão das emoções desempenha um papel fundamental no desenvolvimento da inteligência emocional. Identificar e reconhecer as emoções, tanto em si mesmo quanto nos outros, é essencial para promover relacionamentos saudáveis e uma vida emocional equilibrada. A capacidade de expressar emoções de forma saudável também é crucial para o bem-estar emocional e mental.

Identificação e Reconhecimento das Emoções

Identificar e reconhecer as próprias emoções é o primeiro passo para desenvolver a inteligência emocional. Isso envolve estar consciente das emoções que surgem em diferentes situações e compreender como essas emoções impactam o comportamento e as decisões. Além disso, a capacidade de reconhecer as emoções nos outros é fundamental para promover a empatia e a compreensão nas interações sociais.

Expressão Emocional Saudável

Expressar as emoções de forma saudável envolve encontrar maneiras construtivas de comunicar sentimentos, sejam eles positivos ou negativos. Isso inclui a capacidade de expressar alegria, tristeza, raiva, medo e outras emoções de maneira que seja respeitosa e compreensível para os outros. A expressão emocional saudável contribui para relacionamentos mais autênticos e para o alívio do estresse emocional.

Você Sabia?
Compreensão das Emoções
Expressão Emocional Saudável

Expressar as emoções de forma saudável envolve encontrar maneiras construtivas de comunicar sentimentos, sejam eles positivos ou negativos. Isso inclui a capacidade de expressar alegria, tristeza, raiva, medo e outras emoções de maneira que seja respeitosa e compreensível para os outros. A expressão emocional saudável contribui para relacionamentos mais autênticos e para o alívio do estresse emocional.

Autorregulação Emocional

A autorregulação emocional refere-se à capacidade de gerir o estresse, a ansiedade e os impulsos de forma eficaz. Desenvolver essa habilidade é essencial para lidar com os desafios do dia a dia e manter o equilíbrio emocional em diferentes situações.

Gestão de Estresse e Ansiedade

A gestão do estresse e da ansiedade envolve a adoção de estratégias e técnicas que ajudam a reduzir a sobrecarga emocional. Isso pode incluir a prática de exercícios de relaxamento, como a respiração profunda e a meditação, assim como a busca por atividades que proporcionem bem-estar e tranquilidade.

Controle de Impulsos

O controle de impulsos é uma parte importante da autorregulação emocional. Isso envolve a capacidade de refletir antes de agir, especialmente em situações desafiadoras. Desenvolver o controle de impulsos contribui para a tomada de decisões mais conscientes e para a prevenção de comportamentos impulsivos que possam gerar arrependimento.

Empatia e Relacionamentos

A empatia é uma habilidade fundamental da inteligência emocional, pois permite compreender e se conectar com as emoções e experiências dos outros. Desenvolver a empatia contribui para relacionamentos mais significativos e para a construção de uma rede de apoio emocional.

Desenvolvimento da Empatia

O desenvolvimento da empatia envolve a prática da escuta ativa, o reconhecimento das emoções alheias e a disposição para compreender as perspectivas e experiências dos outros. Cultivar a empatia contribui para a construção de relacionamentos baseados na compreensão e na solidariedade.

Construção de Relacionamentos Empáticos

Relacionamentos empáticos são caracterizados pela capacidade de compartilhar emoções, oferecer suporte emocional e compreender as necessidades e desafios dos outros. Esses relacionamentos são fundamentais para o bem-estar emocional e para a construção de uma rede de apoio que promova a resiliência emocional.

Tomada de Decisão e Resolução de Problemas

A inteligência emocional também está relacionada à capacidade de tomar decisões conscientes e resolver conflitos de forma construtiva. Isso envolve a aplicação de pensamento crítico e a habilidade de lidar com situações desafiadoras de maneira equilibrada e eficaz.

Pensamento Crítico e Análise de Situações

O pensamento crítico permite avaliar as situações de forma objetiva, considerando as emoções envolvidas sem ser dominado por elas. Isso contribui para a tomada de decisões mais ponderadas e para a resolução de problemas de maneira eficiente.

Resolução de Conflitos e Negociação

A resolução de conflitos de forma construtiva requer habilidades de comunicação, empatia e controle emocional. A capacidade de negociar e encontrar soluções que atendam às necessidades de todas as partes envolvidas é uma habilidade valiosa da inteligência emocional.

CAPÍTULO 8

Talentos e Habilidades das Pessoas com Transtorno do Humor

As pessoas que vivenciam o transtorno do humor possuem uma gama diversificada de talentos e habilidades que muitas vezes são subestimados. Neste capítulo, exploraremos algumas das áreas em que essas habilidades se destacam, demonstrando a resiliência e a força interior que muitas vezes acompanham essa condição.

Criatividade e Expressão Artística

A criatividade é uma força poderosa que pode florescer em meio aos desafios emocionais. Muitas pessoas com transtorno do humor encontram na expressão artística uma forma de canalizar suas emoções e experiências internas. Nas artes visuais e plásticas, como pintura, escultura e desenho, encontram um meio de expressar suas emoções de forma tangível e terapêutica. A arte se torna um veículo para a compreensão e processamento das emoções, permitindo uma forma única de comunicação consigo mesmas e com o mundo ao seu redor.

Da mesma forma, a música e a composição oferecem uma saída criativa para as emoções intensas que acompanham o transtorno do humor. Muitos artistas musicais renomados encontraram na música uma forma de dar voz às suas lutas internas, criando obras que ressoam com aqueles que enfrentam desafios semelhantes. A capacidade de expressar emoções complexas por meio da música é uma habilidade notável que muitas pessoas com transtorno do humor possuem.

Inteligência e Capacidades Cognitivas

O transtorno do humor não é um obstáculo para a inteligência e as capacidades cognitivas. Muitas pessoas que vivenciam essa condição demonstram um pensamento criativo e inovador, capaz de gerar novas ideias e soluções para problemas complexos. A capacidade de pensar de forma não convencional e encontrar conexões inesperadas é uma habilidade valiosa que pode surgir em meio às experiências emocionais intensas.

Além disso, o raciocínio lógico e analítico também é uma área em que muitas pessoas com transtorno do humor se destacam. A capacidade de analisar informações, identificar padrões e resolver problemas complexos é uma habilidade que não é diminuída pela presença do transtorno do humor. De fato, muitas vezes é a resolução de desafios intelectuais que oferece um senso de realização e propósito, contribuindo para o bem-estar emocional.

Empreendedorismo e Liderança

A inovação e o empreendedorismo são áreas em que muitas pessoas com transtorno do humor demonstram talento e visão. A capacidade de pensar de forma criativa e identificar oportunidades únicas é uma característica frequentemente associada a indivíduos que vivenciam desafios emocionais. Muitas vezes, a experiência pessoal fornece uma perspectiva única que pode inspirar novas abordagens e soluções inovadoras.

Além disso, as habilidades de liderança e comunicação são frequentemente desenvolvidas por aqueles que enfrentam o transtorno do humor. A capacidade de compreender as necessidades e emoções dos outros, juntamente com a resiliência desenvolvida ao lidar com desafios pessoais, pode criar líderes empáticos e inspiradores. A capacidade de se conectar com os outros em um nível emocional profundo é uma habilidade valiosa em ambientes de liderança e colaboração.

Resiliência e Determinação

Por fim, a resiliência e a determinação são talvez as habilidades mais marcantes que muitas pessoas com transtorno do humor possuem. A capacidade de se adaptar à adversidade, persistir diante de desafios e superar obstáculos é uma demonstração notável de força interior. A resiliência não é apenas a capacidade de suportar a pressão, mas também a habilidade de crescer e se fortalecer com as experiências vividas.

A determinação de seguir em frente, apesar das dificuldades, é uma qualidade que muitas vezes acompanha aqueles que enfrentam o transtorno do humor. A busca pela estabilidade emocional e pelo bem-estar mental requer uma coragem e uma determinação extraordinárias, e muitas pessoas com essa condição demonstram essas qualidades de forma notável.

CAPÍTULO 9

Fé e Espiritualidade na Jornada de Cura

Significado e Importância da Fé

A fé desempenha um papel fundamental na jornada de cura interior. Ela serve como uma fonte de esperança, proporcionando conforto e força nos momentos de dificuldade. Acreditar em algo maior do que nós mesmos pode trazer uma sensação de propósito e significado, ajudando a enfrentar os desafios com resiliência e determinação.

A fé também atua como uma força motriz, impulsionando a busca por equilíbrio e paz interior. Ela pode inspirar ações positivas e promover a aceitação, permitindo que as pessoas encontrem conforto e orientação em suas crenças e práticas espirituais.

Práticas Espirituais e Religiosas

As práticas espirituais e religiosas desempenham um papel significativo na jornada de cura. A oração e a meditação oferecem momentos de reflexão e conexão com o divino, proporcionando um espaço para buscar clareza, conforto e força interior. Rituais e práticas religiosas, como participar de cerimônias e celebrações, podem fortalecer o senso de comunidade e pertencimento, oferecendo suporte emocional e espiritual.

Essas práticas também podem servir como uma fonte de inspiração e motivação, ajudando as pessoas a encontrar significado e propósito em sua jornada de cura. Elas oferecem um caminho para expressar gratidão, buscar orientação e fortalecer a conexão com o divino e com os outros.

Comunidade e Apoio Espiritual

A comunidade e o apoio espiritual desempenham um papel essencial na jornada de cura interior. A comunhão e a conexão espiritual com outros indivíduos que compartilham crenças semelhantes podem oferecer um senso de pertencimento e apoio mútuo. A troca de experiências e a partilha de práticas espirituais podem enriquecer a jornada de cura, proporcionando um ambiente de compreensão e aceitação.

O apoio da comunidade religiosa pode oferecer orientação, encorajamento e compaixão, criando um espaço seguro para expressar emoções e buscar consolo. Através do apoio mútuo, as pessoas podem encontrar força e esperança, fortalecendo os laços de solidariedade e compaixão em sua jornada de cura interior.

CAPÍTULO 10
O Papel da Religião na Saúde Mental
Suporte Religioso e Espiritual

A religião desempenha um papel fundamental na saúde mental, oferecendo suporte religioso e espiritual que pode ser essencial para o bem-estar emocional. O acolhimento e a orientação religiosa proporcionam um espaço de conforto e compreensão, onde os indivíduos podem encontrar apoio para lidar com desafios emocionais e psicológicos. A comunidade de fé oferece um ambiente de compaixão e solidariedade, promovendo a conexão e o apoio mútuo entre os membros.

Acolhimento e Orientação Religiosa

O acolhimento religioso envolve a recepção calorosa e inclusiva dos indivíduos que buscam suporte emocional e espiritual. Através de orientações baseadas nos princípios religiosos, as pessoas encontram conselhos e direcionamentos que podem ajudá-las a enfrentar seus desafios internos. Acolher aqueles que buscam apoio religioso é uma prática que visa oferecer compreensão e aceitação incondicional, promovendo um ambiente de confiança e acolhimento.

Apoio da Comunidade de Fé

A comunidade de fé representa um espaço de apoio e solidariedade, onde os indivíduos podem compartilhar suas experiências e encontrar conforto mútuo. Através de atividades e encontros religiosos, a comunidade fortalece os laços interpessoais e promove a empatia e o cuidado mútuo. O apoio da comunidade de fé pode ser um recurso valioso para aqueles que enfrentam desafios emocionais, proporcionando um ambiente de compreensão e suporte mútuo.

Rituais e Práticas Religiosas

Os rituais e práticas religiosas desempenham um papel significativo na promoção da saúde mental, oferecendo cerimônias e celebrações que fortalecem a conexão espiritual e emocional dos indivíduos. Além disso, as práticas de devoção e espiritualidade proporcionam um senso de propósito e significado, contribuindo para o bem-estar psicológico e emocional.

Cerimônias e Celebrações Religiosas

As cerimônias e celebrações religiosas representam momentos de conexão espiritual e comunhão entre os membros da comunidade de fé. Esses eventos proporcionam um espaço para expressar gratidão, esperança e fé, promovendo um senso de pertencimento e união. Através das cerimônias religiosas, os indivíduos encontram conforto e inspiração, fortalecendo sua resiliência emocional e espiritual.

Práticas de Devoção e Espiritualidade

As práticas de devoção e espiritualidade, como a oração, meditação e estudo das escrituras sagradas, oferecem um espaço para a reflexão e a conexão com o divino. Essas práticas promovem a interiorização e a busca por significado, contribuindo para a construção de uma base emocional e espiritual sólida. Através da devoção e espiritualidade, os indivíduos encontram conforto e orientação, fortalecendo sua saúde mental e emocional.

Você Sabia?

O Papel da Religião na Saúde Mental
Rituais e Práticas Religiosas
Práticas de Devoção e Espiritualidade

As práticas de devoção e espiritualidade, como a oração, meditação e estudo das escrituras sagradas, oferecem um espaço para a reflexão e a conexão com o divino. Essas práticas promovem a interiorização e a busca por significado, contribuindo para a construção de uma base emocional e espiritual sólida. Através da devoção e espiritualidade, os indivíduos encontram conforto e orientação, fortalecendo sua saúde mental e emocional.

Crenças e Valores

As crenças e valores religiosos exercem uma influência significativa na saúde mental, fornecendo um quadro de referência para a compreensão do mundo e a busca por significado e propósito. Além disso, a ética e moralidade religiosa oferecem orientações para a conduta e as relações interpessoais, promovendo valores de compaixão, perdão e solidariedade.

Influência das Crenças na Saúde Mental

As crenças religiosas oferecem um contexto para a compreensão das experiências humanas, fornecendo um sistema de significados que promove a resiliência e a esperança. Através das crenças religiosas, os indivíduos encontram um sentido mais amplo para suas vidas, fortalecendo sua capacidade de enfrentar desafios e adversidades. As crenças religiosas exercem uma influência positiva na saúde mental, promovendo um senso de pertencimento e significado.

Ética e Moralidade Religiosa

A ética e moralidade religiosa oferecem um conjunto de princípios e valores que orientam a conduta e as relações interpessoais. Através desses valores, como compaixão, perdão e solidariedade, os indivíduos encontram orientações para uma vida significativa e ética. A ética e moralidade religiosa promovem a construção de relações saudáveis e a promoção do bem-estar emocional e social.

CAPÍTULO 11

A Busca por Alívio e Equilíbrio Interior
Autoconhecimento e Autocuidado

O autoconhecimento e o autocuidado são fundamentais na busca por alívio e equilíbrio interior. Práticas de mindfulness e atenta presença permitem que indivíduos se conectem consigo mesmos de forma mais profunda, observando seus pensamentos e emoções sem julgamento. O desenvolvimento pessoal e a autoconsciência são processos contínuos que envolvem a exploração das próprias crenças, valores e experiências de vida, promovendo um maior entendimento de si mesmo e das necessidades emocionais.

A prática de mindfulness, ou atenção plena, envolve a concentração no momento presente, sem se deixar levar por preocupações passadas ou futuras. Através da meditação e da prática de estar plenamente presente em cada momento, os indivíduos podem desenvolver uma maior consciência de si mesmos e do mundo ao seu redor, promovendo a calma e a clareza mental.

Equilíbrio Emocional e Mental

O equilíbrio emocional e mental é essencial para a busca de alívio e equilíbrio interior. A gestão emocional e a resiliência permitem que as pessoas enfrentem os desafios da vida de forma mais equilibrada, lidando com as emoções de maneira saudável e construtiva. A saúde mental e o bem-estar estão intrinsecamente ligados ao equilíbrio emocional, sendo influenciados por práticas que promovem a estabilidade emocional e o fortalecimento da mente.

A gestão emocional envolve o reconhecimento e a expressão saudável das emoções, bem como o desenvolvimento de estratégias para lidar com o estresse e a ansiedade. A resiliência, por sua vez, permite que as pessoas superem adversidades e se adaptem às mudanças, fortalecendo a capacidade de enfrentar desafios e manter o equilíbrio emocional mesmo em situações difíceis.

Caminhos para a Paz Interior

A busca por alívio e equilíbrio interior também envolve a prática da aceitação e do perdão. A aceitação das próprias limitações e imperfeições, assim como a aceitação das circunstâncias da vida, permite que as pessoas encontrem paz interior e reduzam o sofrimento causado pela resistência e pela luta contra a realidade. O perdão, tanto de si mesmo quanto dos outros, é um caminho poderoso para a cura interior, liberando o peso das mágoas e ressentimentos e promovendo a harmonia emocional.

A busca pela harmonia e equilíbrio interior envolve a prática de atividades que promovam o bem-estar emocional, como a conexão com a natureza, a expressão criativa, a prática de gratidão e a busca por momentos de tranquilidade e contemplação. A busca por alívio e equilíbrio interior é uma jornada pessoal e única, que pode ser enriquecida por meio de práticas que promovam a paz interior e a serenidade.

CAPÍTULO 12

A Arte de Viver em Equilíbrio

Equilíbrio Físico e Mental

O equilíbrio entre o corpo e a mente desempenha um papel fundamental na busca pela paz interior. A importância da atividade física não pode ser subestimada, pois o exercício regular não apenas fortalece o corpo, mas também tem um impacto positivo no bem-estar mental. Além disso, uma alimentação saudável e equilibrada é essencial para nutrir o corpo e a mente, fornecendo os nutrientes necessários para um funcionamento ótimo.

Importância da Atividade Física

A prática regular de atividades físicas, como exercícios aeróbicos, musculação, ioga ou dança, promove a liberação de endorfinas, conhecidas como "hormônios da felicidade". Essas substâncias químicas naturais do corpo têm o poder de reduzir o estresse, aliviar a ansiedade e melhorar o humor, contribuindo assim para o equilíbrio mental.

Além disso, a atividade física regular ajuda a melhorar a qualidade do sono, aumenta a energia e a disposição, fortalece o sistema imunológico e promove a saúde cardiovascular, fatores que são essenciais para o equilíbrio físico e mental.

Alimentação Saudável e Bem-Estar

Uma alimentação saudável e equilibrada fornece ao corpo os nutrientes necessários para funcionar adequadamente. Uma dieta rica em frutas, vegetais, grãos integrais, proteínas magras e gorduras saudáveis é fundamental para promover o bem-estar físico e mental.

Além disso, a hidratação adequada desempenha um papel crucial no equilíbrio do corpo e da mente. A desidratação pode levar à fadiga, falta de concentração e irritabilidade, afetando negativamente o equilíbrio emocional.

Práticas de Equilíbrio

Além da atividade física e da alimentação saudável, existem diversas práticas que promovem o equilíbrio entre o corpo e a mente. A yoga e a meditação, por exemplo, são técnicas ancestrais que têm sido amplamente reconhecidas por seus benefícios para a saúde mental e emocional. Além disso, técnicas de relaxamento e respiração desempenham um papel fundamental na redução do estresse e na promoção do equilíbrio interior.

Yoga e Meditação

A prática da yoga combina posturas físicas, técnicas de respiração e meditação, promovendo a integração entre o corpo, a mente e o espírito. A yoga é conhecida por reduzir o estresse, aumentar a flexibilidade, fortalecer os músculos e promover a consciência corporal, contribuindo assim para o equilíbrio físico e mental.

Da mesma forma, a meditação é uma prática poderosa que acalma a mente, promove a clareza mental, reduz a ansiedade e melhora a capacidade de lidar com as emoções. A meditação mindfulness, em particular, tem sido amplamente estudada e reconhecida por seus benefícios na promoção do equilíbrio emocional e mental.

Técnicas de Relaxamento e Respiração

Técnicas de relaxamento, como a respiração profunda, a visualização e a biofeedback, são eficazes na redução do estresse e na promoção do equilíbrio emocional. A prática regular dessas técnicas ajuda a acalmar a mente, relaxar os músculos e promover um estado de tranquilidade interior.

Além disso, a atenção plena à respiração, conhecida como pranayama na tradição da yoga, tem o poder de acalmar a mente, aumentar a consciência e promover o equilíbrio emocional. A respiração consciente é uma ferramenta acessível e poderosa para lidar com as flutuações emocionais e promover a estabilidade mental.

Fatos e Estatísticas Rápidos

Capítulo 12: A Arte de Viver em Equilíbrio

- Práticas de Equilíbrio
- Técnicas de Relaxamento e Respiração
- Técnicas de relaxamento, como a respiração profunda, a visualização e a biofeedback, são eficazes na redução do estresse e na promoção do equilíbrio emocional. A prática regular dessas técnicas ajuda a acalmar a mente, relaxar os músculos e promover um estado de tranquilidade interior.
- Além disso, a atenção plena à respiração, conhecida como pranayama na tradição da yoga, tem o poder de acalmar a mente, aumentar a consciência e promover o equilíbrio emocional. A respiração consciente é uma ferramenta acessível e poderosa para lidar com as flutuações emocionais e promover a estabilidade mental.

Vida Equilibrada e Produtiva

Além das práticas específicas de equilíbrio, a gestão do tempo e a organização desempenham um papel fundamental na promoção de uma vida equilibrada. Equilibrar as demandas do trabalho, estudo e vida pessoal é essencial para o bem-estar global. O equilíbrio entre o trabalho e o lazer, a família e a carreira, contribui para uma vida mais produtiva e satisfatória.

Gestão do Tempo e Organização

A gestão eficaz do tempo envolve a definição de prioridades, a organização de tarefas e a criação de um equilíbrio saudável entre as diferentes áreas da vida. Estabelecer metas realistas, criar uma agenda equilibrada e aprender a dizer não quando necessário são habilidades essenciais para promover o equilíbrio e a produtividade.

Equilíbrio entre Trabalho e Vida Pessoal

Equilibrar as demandas do trabalho e da vida pessoal é essencial para evitar o esgotamento e promover o bem-estar. A capacidade de desconectar-se do trabalho, dedicar tempo à família, aos hobbies e ao autocuidado é fundamental para manter um equilíbrio saudável entre as diferentes áreas da vida.

CAPÍTULO 13
Enfrentando os Extremos: Momentos de Luz e Escuridão

Compreendendo os Extremos Emocionais

Os extremos emocionais são uma característica marcante do transtorno do humor, manifestando-se nos altos e baixos que os indivíduos experimentam. Os momentos de euforia e energia intensa, seguidos por períodos de profunda tristeza e desânimo, podem impactar significativamente a vida cotidiana.

Altos e Baixos do Transtorno do Humor

Os altos do transtorno do humor, conhecidos como episódios de mania, são caracterizados por um estado de euforia, aumento da energia, pensamentos acelerados e comportamentos impulsivos. Por outro lado, os baixos correspondem aos episódios depressivos, nos quais a pessoa experimenta tristeza profunda, falta de energia, perda de interesse e pensamentos negativos.

Impacto dos Extremos na Vida Cotidiana

Os extremos emocionais podem afetar a capacidade de funcionamento diário, interferindo nas relações interpessoais, no desempenho acadêmico e profissional, e na saúde mental e física. A alternância entre os extremos pode gerar um impacto significativo na qualidade de vida e no bem-estar geral.

Citações Famosas
Enfrentando os Extremos: Momentos de Luz e Escuridão

Compreendendo os Extremos Emocionais

Impacto dos Extremos na Vida Cotidiana

Os extremos emocionais podem afetar a capacidade de funcionamento diário, interferindo nas relações interpessoais, no desempenho acadêmico e profissional, e na saúde mental e física. A alternância entre os extremos pode gerar um impacto significativo na qualidade de vida e no bem-estar geral.

Estratégias de Enfrentamento

Diante dos desafios apresentados pelos extremos emocionais, é fundamental desenvolver estratégias de enfrentamento que possam auxiliar na gestão desses momentos difíceis.

Desenvolvimento de Resiliência

A resiliência é a capacidade de lidar com adversidades, superar obstáculos e se adaptar às mudanças. Desenvolver a resiliência pode ajudar a enfrentar os altos e baixos do transtorno do humor, fortalecendo a capacidade de recuperação e a habilidade de encontrar significado e crescimento mesmo em meio às dificuldades.

Apoio Social e Rede de Suporte

O apoio social e uma rede de suporte sólida são fundamentais para enfrentar os extremos emocionais. O suporte de amigos, familiares, profissionais de saúde e grupos de apoio pode oferecer conforto, compreensão e encorajamento durante os momentos desafiadores, proporcionando um espaço seguro para compartilhar experiências e buscar ajuda quando necessário.

Equilíbrio e Autocuidado

Além das estratégias de enfrentamento, é essencial estabelecer rotinas terapêuticas e práticas de autocuidado que promovam o equilíbrio emocional e o bem-estar geral, especialmente nos momentos de crise.

Estabelecimento de Rotinas Terapêuticas

O estabelecimento de rotinas terapêuticas, que incluam atividades físicas, práticas de relaxamento, momentos de lazer e cuidados com a alimentação e sono, pode contribuir para a estabilidade emocional e a redução do impacto dos extremos emocionais.

Cuidados em Momentos de Crise

Em momentos de crise, é crucial priorizar o autocuidado, buscando ajuda profissional, mantendo-se conectado com a rede de suporte, praticando técnicas de relaxamento e adotando medidas de segurança e proteção, garantindo a própria integridade física e emocional.

CAPÍTULO 14

A Jornada da Cura Interior

Explorando a Jornada Interior

A jornada da cura interior é um processo profundo e transformador que envolve a exploração do eu interior, a identificação de gatilhos emocionais e o desenvolvimento de estratégias para promover o bem-estar emocional e mental.

Autoconhecimento e Autorreflexão

O autoconhecimento é a chave para a cura interior. Ao olharmos para dentro de nós mesmos, somos capazes de identificar padrões de comportamento, crenças limitantes e traumas emocionais que podem estar afetando nossa saúde mental. A prática da autorreflexão nos permite examinar nossos pensamentos, emoções e ações de forma consciente, promovendo a compreensão de nós mesmos e de nossas necessidades emocionais.

Identificação de Gatilhos Emocionais

Os gatilhos emocionais são eventos, situações ou pensamentos que desencadeiam reações emocionais intensas. Identificar esses gatilhos é fundamental para a cura interior, pois nos permite reconhecer as origens de nossas emoções e adotar estratégias para lidar com elas de forma saudável. Ao compreender nossos gatilhos emocionais, podemos desenvolver maior controle sobre nossas respostas emocionais e promover um maior equilíbrio interior.

Você Sabia?

Os gatilhos emocionais são eventos, situações ou pensamentos que desencadeiam reações emocionais intensas. Identificar esses gatilhos é fundamental para a cura interior, pois nos permite reconhecer as origens de nossas emoções e adotar estratégias para lidar com elas de forma saudável. Ao compreender nossos gatilhos emocionais, podemos desenvolver maior controle sobre nossas respostas emocionais e promover um maior equilíbrio interior.

Processo de Cura e Transformação

O processo de cura interior é uma jornada de aceitação, autoaceitação e desenvolvimento de estratégias para promover a saúde emocional e mental. É um caminho de transformação pessoal que visa promover o bem-estar integral.

Aceitação e Autoaceitação

A aceitação de si mesmo e das experiências vividas é um passo fundamental na jornada da cura interior. Ao aceitarmos nossas imperfeições, traumas e desafios, podemos iniciar o processo de cura com compaixão e gentileza. A autoaceitação nos permite reconhecer nossas vulnerabilidades e buscar o crescimento pessoal a partir de um lugar de amor-próprio e compreensão.

Desenvolvimento de Estratégias de Cura

Desenvolver estratégias de cura envolve a busca por ferramentas e recursos que promovam o equilíbrio emocional e mental. Isso pode incluir a prática de terapias, como a terapia cognitivo-comportamental, a busca por atividades que promovam o bem-estar, como a meditação e o exercício físico, e a construção de um sistema de apoio que nos fortaleça durante o processo de cura.

Crescimento Pessoal e Empoderamento

A jornada da cura interior não se limita à superação de desafios emocionais, mas também envolve o crescimento pessoal, o fortalecimento da autoestima e o empoderamento para viver uma vida plena e significativa.

Fortalecimento da Autoestima

O fortalecimento da autoestima é um aspecto essencial da cura interior. Ao reconhecermos nosso valor intrínseco e desenvolvermos uma imagem positiva de nós mesmos, somos capazes de enfrentar os desafios da vida com maior confiança e resiliência. O cultivo da autoestima envolve a prática da autocompaixão, o reconhecimento de nossas qualidades e a celebração de nossas conquistas, por menores que sejam.

Empoderamento e Autonomia

O empoderamento pessoal é o resultado do processo de cura interior. Ao nos tornarmos conscientes de nossas emoções, pensamentos e comportamentos, adquirimos maior autonomia para tomar decisões que promovam nosso bem-estar. O empoderamento nos capacita a buscar relações saudáveis, a estabelecer limites e a viver de acordo com nossos valores e propósitos.

CAPÍTULO 15

Caminhando com Jesus: Encontrando Força e Esperança

A Jornada Espiritual

A busca por conexão espiritual é uma jornada pessoal e profunda. Muitas pessoas encontram conforto e orientação ao se dedicarem a compreender e fortalecer sua conexão com o divino. Através da reflexão e da oração, é possível estabelecer um diálogo íntimo com o sagrado, encontrando respostas para questionamentos internos e buscando a paz interior.

Busca por Conexão Espiritual

A busca por conexão espiritual pode se manifestar de diferentes formas, desde a participação em práticas religiosas até a busca por significado e propósito em experiências cotidianas. Muitas pessoas encontram na natureza uma fonte de conexão espiritual, contemplando a beleza e a harmonia do mundo natural como uma expressão do divino.

Reflexão e Oração

A reflexão e a oração são ferramentas poderosas na jornada espiritual. Através da reflexão, é possível analisar experiências passadas, compreender desafios e buscar aprendizados. A oração, por sua vez, é um ato de comunicação com o divino, onde se expressam gratidão, pedidos de orientação e busca por conforto em momentos de dificuldade.

Fatos e Estatísticas Rápidos

Caminhando com Jesus: Encontrando Força e Esperança

Capítulo 15: Caminhando com Jesus: Encontrando Força e Esperança

- A Jornada Espiritual
- Reflexão e Oração
- A reflexão e a oração são ferramentas poderosas na jornada espiritual. Através da reflexão, é possível analisar experiências passadas, compreender desafios e buscar aprendizados. A oração, por sua vez, é um ato de comunicação com o divino, onde se expressam gratidão, pedidos de orientação e busca por conforto em momentos de dificuldade.

Força e Consolo

Na jornada espiritual, muitas pessoas encontram força e consolo na crença em um amparo e proteção divina. A fé proporciona um senso de segurança e confiança, permitindo que se enfrente desafios com coragem e determinação. Além disso, a esperança é uma poderosa aliada, trazendo luz e conforto nos momentos de escuridão.

Amparo e Proteção Divina

A crença em um amparo e proteção divina pode oferecer conforto em momentos de vulnerabilidade. Muitas pessoas relatam experiências de sentir-se protegidas e amparadas em situações desafiadoras, encontrando força para superar obstáculos e seguir em frente.

Poder da Esperança

A esperança é um poderoso motor na jornada espiritual. Ela traz consolo nos momentos de dor, ilumina os caminhos em meio à escuridão e renova a fé no futuro. A crença no poder da esperança permite que se mantenha acesa a chama da superação e da transformação, mesmo diante das adversidades.

Caminho da Luz

O caminho da luz é trilhado por aqueles que se sentem guiados pela fé. A busca por inspiração e renovação espiritual é uma jornada contínua, onde se busca viver de acordo com os princípios e valores que orientam a conduta e as escolhas. Encontrar o caminho da luz é buscar a harmonia entre o ser interior e o mundo ao redor.

Guiados pela Fé

A fé é a bússola que guia muitos na jornada espiritual. Ela oferece direção, sustentação e motivação para seguir em frente, mesmo diante das incertezas e desafios. Aqueles que se sentem guiados pela fé encontram na sua crença um propósito maior que os impulsiona a viver de forma significativa e alinhada com seus valores mais profundos.

Inspiração e Renovação Espiritual

A busca por inspiração e renovação espiritual é um convite à contemplação, à busca por significado e à conexão com o divino. Muitas pessoas encontram na arte, na música, na natureza e em práticas espirituais uma fonte de inspiração e renovação, nutrindo a alma e fortalecendo a fé.

CAPÍTULO 16

A Cruz de Cristo: Proteção e Defesa

Simbolismo da Cruz

A cruz é um símbolo universalmente reconhecido no Cristianismo, representando a crucificação de Jesus Cristo e seu sacrifício redentor. Além disso, a cruz carrega um profundo significado espiritual, simbolizando a união entre o divino e o humano, a redenção e a esperança para os fiéis.

Significado Espiritual da Cruz

O significado espiritual da cruz vai além de sua representação física. Ela é vista como um símbolo de amor incondicional, perdão e salvação. Através da crucificação, a cruz se tornou um ícone de renovação espiritual e transformação interior, convidando os fiéis a refletir sobre suas próprias jornadas de fé e redenção.

Proteção e Amor Divino

Para muitos, a cruz é vista como um símbolo de proteção e amor divino. A crença na intercessão de Cristo e na sua presença protetora através da cruz traz conforto e esperança, fortalecendo a fé e a devoção dos fiéis em momentos de adversidade e desafios.

Leitura Adicional
A Cruz de Cristo: Proteção e Defesa
Simbolismo da Cruz
Proteção e Amor Divino

Para muitos, a cruz é vista como um símbolo de proteção e amor divino. A crença na intercessão de Cristo e na sua presença protetora através da cruz traz conforto e esperança, fortalecendo a fé e a devoção dos fiéis em momentos de adversidade e desafios.

Refúgio e Amparo

A cruz de Cristo é considerada um refúgio espiritual, um lugar de amparo e consolo para os que buscam alívio em meio às tribulações da vida. Ela representa a segurança e a proteção divina, oferecendo um porto seguro para os corações aflitos.

Segurança na Cruz de Cristo

Ao contemplar a cruz, muitos encontram segurança e esperança. A fé na promessa de amparo e proteção divina traz conforto e fortalece a confiança na jornada espiritual, proporcionando um senso de segurança e estabilidade em meio às incertezas da vida.

Amparo nos Momentos de Aflição

Nos momentos de aflição e desespero, a cruz de Cristo é vista como um símbolo de amparo e consolo. A crença na presença amorosa de Deus, manifestada através da cruz, oferece conforto e esperança, renovando as forças daqueles que enfrentam dificuldades e provações.

Defesa e Fortaleza

A cruz de Cristo é associada à defesa espiritual e à fortaleza interior. Ela representa a proteção contra as forças das trevas e a fonte de coragem e fortaleza para enfrentar os desafios da vida com fé e determinação.

Proteção contra as Trevas

A crença na eficácia protetora da cruz contra as forças malignas traz conforto e segurança espiritual. Ela é vista como um escudo de defesa, oferecendo proteção contra influências negativas e fortalecendo a fé na vitória sobre as adversidades.

Força e Coragem na Cruz

A cruz de Cristo é fonte de inspiração e coragem para os fiéis, incentivando a enfrentar os desafios da vida com determinação e fé. Ela simboliza a fortaleza interior necessária para superar obstáculos e manter a esperança viva, mesmo nos momentos mais difíceis.

CAPÍTULO 17
A Importância da Compaixão e Solidariedade
Compaixão e Empatia

A compaixão e a empatia desempenham um papel fundamental na interação humana e no bem-estar emocional. A capacidade de compreender e sentir empatia pelos outros promove um ambiente de compreensão e sensibilidade. Ao praticar a empatia no cotidiano, desenvolvemos uma conexão mais profunda com as pessoas ao nosso redor, criando laços de confiança e apoio mútuo.

A empatia envolve a capacidade de se colocar no lugar do outro, compreendendo suas emoções, pensamentos e experiências. Essa prática fortalece os relacionamentos interpessoais, promovendo um ambiente de compreensão e apoio mútuo. Ao buscar entender as perspectivas e sentimentos alheios, cultivamos um ambiente de respeito e solidariedade.

Solidariedade e Apoio

A solidariedade e o apoio mútuo são pilares essenciais para a construção de uma sociedade mais justa e acolhedora. Através da colaboração e do apoio mútuo, podemos enfrentar desafios e superar adversidades, fortalecendo os laços comunitários e promovendo o bem-estar coletivo.

A solidariedade se manifesta através de ações concretas de apoio e auxílio aos que necessitam. Seja através de doações, voluntariado ou simples gestos de gentileza, a solidariedade promove um impacto positivo na vida daqueles que recebem e daqueles que oferecem apoio. A colaboração mútua fortalece a comunidade, criando um ambiente de compaixão e suporte emocional.

O impacto positivo da solidariedade se reflete não apenas nas vidas daqueles que recebem ajuda, mas também naqueles que oferecem apoio. A prática da solidariedade promove um senso de propósito e significado, fortalecendo a conexão entre os membros da comunidade e promovendo um ambiente de compaixão e empatia.

CAPÍTULO 18

Nutrindo a Alma: Alimentando a Fé e a Esperança

Alimentando a Fé

A fé é uma força interior que pode ser nutrida e fortalecida por meio de práticas espirituais. Essas práticas incluem momentos de oração, meditação e reflexão, que permitem a conexão com algo maior do que nós mesmos. Ao cultivar a fé, encontramos conforto e esperança, mesmo nos momentos mais desafiadores da vida.

Práticas Espirituais

As práticas espirituais englobam uma variedade de atividades que visam fortalecer a conexão com o divino e promover a paz interior. A oração é uma das práticas mais comuns, permitindo que as pessoas expressem suas preocupações, gratidão e esperanças a uma entidade superior. Além disso, a meditação oferece um espaço para acalmar a mente e buscar clareza espiritual.

Outras práticas espirituais incluem rituais religiosos, participação em cerimônias, leitura de textos sagrados e ações de caridade e serviço comunitário. Todas essas atividades contribuem para nutrir a fé e fortalecer a conexão espiritual.

Cultivo da Espiritualidade

O cultivo da espiritualidade envolve a busca por significado e propósito na vida, bem como a exploração de questões existenciais. Isso pode ser alcançado por meio de estudos religiosos, conversas profundas com líderes espirituais e a busca por respostas para perguntas sobre a natureza da existência humana.

Além disso, a prática da gratidão e a valorização das pequenas alegrias da vida são aspectos essenciais do cultivo da espiritualidade. Ao reconhecer as bênçãos presentes em cada dia, fortalecemos nossa conexão com o divino e nutrimos nossa fé.

Pense e Reflita

Nutrindo a Alma: Alimentando a Fé e a Esperança

Alimentando a Fé

O cultivo da espiritualidade envolve a busca por significado e propósito na vida, bem como a exploração de questões existenciais. Isso pode ser alcançado por meio de estudos religiosos, conversas profundas com líderes espirituais e a busca por respostas para perguntas sobre a natureza da existência humana.

Além disso, a prática da gratidão e a valorização das pequenas alegrias da vida são aspectos essenciais do cultivo da espiritualidade. Ao reconhecer as bênçãos presentes em cada dia, fortalecemos nossa conexão com o divino e nutrimos nossa fé.

Semeando a Esperança

A esperança é uma força poderosa que nos impulsiona para o futuro, mesmo diante das adversidades. Semear a esperança envolve cultivar uma visão positiva do futuro e desenvolver a resiliência e a força interior necessárias para enfrentar os desafios que surgem ao longo do caminho.

Visão Positiva do Futuro

Ter uma visão positiva do futuro significa acreditar que boas coisas estão por vir, mesmo quando o presente parece sombrio. Isso envolve cultivar uma mentalidade otimista e buscar oportunidades de crescimento e renovação, mesmo em meio às dificuldades. A visualização de metas e sonhos realizados também faz parte desse processo, alimentando a esperança e a motivação para seguir em frente.

Resiliência e Força Interior

A resiliência é a capacidade de superar desafios e se adaptar às mudanças, mantendo a esperança e a determinação. Cultivar a resiliência envolve desenvolver habilidades de enfrentamento, buscar apoio emocional e fortalecer a autoconfiança. Além disso, a prática da autocompaixão e a valorização das próprias habilidades e conquistas contribuem para o fortalecimento da força interior, nutrindo a esperança mesmo nos momentos mais difíceis.

CAPÍTULO 19
A Busca pela Paz Interior
Entendendo a Paz Interior

A paz interior é um estado de tranquilidade e harmonia que reside dentro de cada indivíduo, independentemente das circunstâncias externas. Ela representa um equilíbrio emocional e mental que permite lidar com os desafios da vida de forma serena e consciente.

Definição e Significado

A definição de paz interior varia de acordo com diferentes tradições espirituais e filosofias de vida, mas em sua essência, ela se refere a um estado de serenidade, calma e equilíbrio interior. É a capacidade de manter a tranquilidade mesmo em meio a situações desafiadoras, cultivando uma atitude de aceitação e compreensão.

A paz interior também está relacionada à ausência de conflitos internos, permitindo que a pessoa se sinta em paz consigo mesma, com os outros e com o mundo ao seu redor. É um estado de contentamento e plenitude que transcende as oscilações emocionais e as perturbações da mente.

Benefícios da Paz Interior

Os benefícios da paz interior são vastos e impactam todas as áreas da vida de forma positiva. Quando uma pessoa cultiva a paz interior, ela experimenta uma melhoria significativa em sua saúde mental, emocional e física. A capacidade de lidar com o estresse, a ansiedade e as pressões do dia a dia é ampliada, promovendo um estado de bem-estar duradouro.

Além disso, a paz interior contribui para relacionamentos mais saudáveis, uma maior clareza mental, tomada de decisões mais consciente e uma sensação geral de felicidade e plenitude. Ela também é fundamental para o desenvolvimento espiritual e a busca por significado e propósito na vida.

Fatos e Estatísticas Rápidos

- Benefícios da Paz Interior:
- Os benefícios da paz interior são vastos e impactam todas as áreas da vida de forma positiva. Quando uma pessoa cultiva a paz interior, ela experimenta uma melhoria significativa em sua saúde mental, emocional e física. A capacidade de lidar com o estresse, a ansiedade e as pressões do dia a dia é ampliada, promovendo um estado de bem-estar duradouro.
- Além disso, a paz interior contribui para relacionamentos mais saudáveis, uma maior clareza mental, tomada de decisões mais consciente e uma sensação geral de felicidade e plenitude. Ela também é fundamental para o desenvolvimento espiritual e a busca por significado e propósito na vida.

Caminho para a Paz

O caminho para a paz interior é uma jornada individual e única, mas existem princípios e práticas que podem auxiliar nesse percurso, promovendo o autoconhecimento, a aceitação e o equilíbrio emocional e mental.

Autoconhecimento e Aceitação

O autoconhecimento é o ponto de partida para a busca da paz interior. Conhecer a si mesmo, compreender suas emoções, pensamentos, crenças e padrões de comportamento é essencial para identificar áreas de conflito interno e iniciar um processo de transformação.

A aceitação também desempenha um papel fundamental nesse processo. Aceitar a si mesmo, com todas as imperfeições e vulnerabilidades, é um passo crucial para cultivar a paz interior. A autocompaixão e a autenticidade são aspectos importantes desse caminho, permitindo que a pessoa se relacione consigo mesma de forma amorosa e compassiva.

Equilíbrio Emocional e Mental

O equilíbrio emocional e mental é uma conquista que demanda prática e dedicação. A busca pela paz interior envolve o desenvolvimento de habilidades de autorregulação emocional, a capacidade de lidar com pensamentos negativos e a promoção de uma mente tranquila e serena.

Práticas como a meditação, o mindfulness, a terapia cognitivo-comportamental e a busca por atividades que promovam o bem-estar emocional e mental são fundamentais nesse processo. O cultivo de pensamentos positivos, a gratidão e a conexão com a espiritualidade também contribuem significativamente para o equilíbrio interior.

CAPÍTULO 20
Conclusão: Encontrando Equilíbrio e Paz Interior
Reflexão sobre a Jornada

Ao longo deste livro, exploramos os conceitos e práticas relacionadas à busca pela paz interior e equilíbrio emocional. Revisamos a definição e o significado da paz interior, assim como os benefícios que ela pode trazer para o bem-estar e a qualidade de vida. Além disso, examinamos os desafios enfrentados na busca pela paz interior, incluindo fatores externos e internos que podem dificultar esse processo.

Em termos de impacto pessoal, esperamos que os leitores tenham adquirido uma compreensão mais profunda de si mesmos e de suas necessidades emocionais. Acreditamos que a reflexão sobre os temas abordados neste livro tenha levado a insights significativos e, esperamos, tenha proporcionado um ponto de partida para o desenvolvimento pessoal e a busca contínua pela paz interior.

Desenvolvimento Contínuo

Encontrar equilíbrio e paz interior é um processo contínuo que requer práticas consistentes e um compromisso com o autocuidado. Para manter o equilíbrio emocional, é importante cultivar hábitos saudáveis e adotar estratégias que promovam a paz interior no dia a dia.

Práticas para Manutenção do Equilíbrio

Manter o equilíbrio emocional envolve a incorporação de práticas que promovam a estabilidade mental e emocional. Isso pode incluir a prática regular de exercícios de relaxamento, como a respiração profunda, a meditação e o mindfulness. Além disso, a busca por atividades que tragam alegria e satisfação pessoal pode contribuir significativamente para a manutenção do equilíbrio emocional.

Outras práticas para a manutenção do equilíbrio incluem a busca por apoio social e a conexão com outras pessoas que compartilham interesses e valores semelhantes. O suporte de amigos e familiares desempenha um papel crucial na promoção do equilíbrio emocional e na superação de desafios emocionais.

Cultivo da Paz Interior

O cultivo da paz interior envolve a prática regular de autorreflexão, autoaceitação e a busca por significado e propósito na vida. Isso pode ser alcançado por meio de atividades como a escrita de um diário de gratidão e reflexão, a prática da compaixão consigo mesmo e com os outros, e a busca por momentos de tranquilidade e contemplação.

Além disso, a conexão com a espiritualidade e a prática de rituais e práticas religiosas podem ser fontes de conforto, esperança e inspiração na jornada em busca da paz interior.

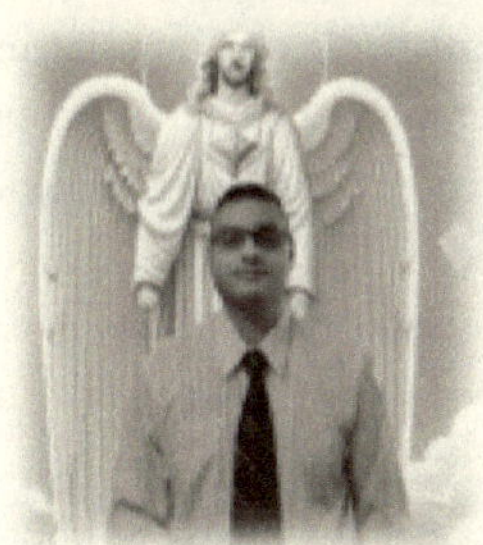

Chamo-me Emerson Calejon, sou formado em Administração de Empresas, realizo pesquisas e sou autodidata em filosofia clássica e contemporânea. Sou estudante da espiritualidade e ciências humanas, possuo pós-graduação em psicologia existencial e psicanálise e tenho grande apreço pela escrita.

Publiquei um livro intitulado "Um olhar de misericórdia" voltado para a espiritualidade. Atualmente, estou lançando a história de "John River — O último desafio".

O que mais me traz felicidade é saber que sempre teremos novos desafios para enfrentarmos e continuarmos avançando em direção ao nosso progresso.

Agradeço!

"Ainda que eu falasse a língua dos Anjos e dos Homens, sem Amor, eu nada seria."

"Ainda que eu falasse a língua dos Anjos e dos Homens, sem Amor, eu nada seria."

"Que Deus esteja com Todos."

Editora Home
2024

Don't miss out!

Visit the website below and you can sign up to receive emails whenever Emerson Calejon publishes a new book. There's no charge and no obligation.

https://books2read.com/r/B-A-MZIIB-IEMID

BOOKS 2 READ

Connecting independent readers to independent writers.

9 798224 528325